ÉMILE FEUILLIÉ

Chef de laboratoire à la Faculté de Médecine

RÉPARATIONS
Fibro-conjonctives
et osseuses

Le Polydynamisme histopoïétique
du
Leucocyte

A. MALOINE ET FILS, ÉDITEURS

27 — RUE DE L'ÉCOLE-DE-MÉDECINE — 27

~~~~~~ PARIS, 1917 ~~~~~~
~~~~~~

RÉPARATIONS

Fibro = conjonctives et osseuses

Le Polydynamisme histopoïétique
du
Leucocyte

ÉMILE FEUILLIÉ

Chef de laboratoire à la Faculté de Médecine

RÉPARATIONS
Fibro-conjonctives
et osseuses

Le Polydynamisme histopoïétique
du
Leucocyte

A. MALOINE ET FILS, ÉDITEURS
27, RUE DE L'ÉCOLE-DE-MÉDECINE, 27
PARIS, 1917

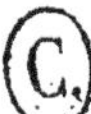

RÉPARATIONS
FIBRO-CONJONCTIVES ET OSSEUSES

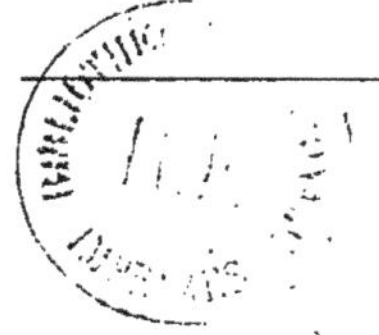

RÉPARATIONS FIBRO-CONJONCTIVES

L'histoire des cicatrisations fibro-conjonctives est celle du tissu conjonctif lui-même.

Après une perte de substance par traumatisme, ou bien lorsque à la suite d'une inflammation il s'est produit une fonte de tissus, la nature prend ses dispositions pour réparer le dommage.

Les plaies à vif se mettent tout d'abord à l'abri d'une trame celluleuse qui « organise » l'hémorragie fibrineuse, puis elles forment à leur surface des granulations bourgeonnantes conjonctives.

D'autre part, autour d'une inflammation limitée, des fibres s'accumulent en travées de plus

en plus épaisses et serrées tendant à circons-
crire solidement le foyer, à limiter son exten-
sion, et ensuite à se substituer à lui.

Suivant les cas, on constate une prédominance
soit de cellules, soit de fibres dans le tissu fibro-
conjonctif néoformé.

Le tissu conjonctif adjacent semble avoir fait
tout le travail par multiplication intensive de
ses éléments.

C'était là l'opinion de Virchow (1840-1860),
qui fut alors universellement admise, mais
quelques années plus tard, Conheim, étendant
sa magistrale mise au point de la diapédèse, vint
soutenir que la néoproduction de tous les tissus, et en particulier du tissu conjonctif était
due exclusivement à un apport de leucocytes
extravasés.

Cette conception supplanta totalement celle
de Virchow jusqu'en 1880.

Contre cet engouement pour la théorie leucocytaire, Cornil vint réagir en reprenant aux idées
de Virchow ce qui avait trait à l'édification du
tissu conjonctif.

Cependant, comme il arrive bien souvent, au
lieu d'opposer les deux théories d'une façon
absolue, il y avait lieu d'être éclectique.

En effet, dans cette même période de Cornil, de 1880 à 1900, paraissent les publications capitales des frères Hertwig, de Tourneux, Prenant, Roux, Laguesse, accumulant des démonstrations d'ordre phylogénique et ontogénique.

Avec Arnold et Metchnikoff, on suit la transformation du lymphocyte en cellule fixe du tissu conjonctif.

Comme dit Prenant : d'adulte et mobile qu'il était, le leucocyte devient vieux et dégénéré, ou bien se fixe quelque part dans l'organisme.

Le lymphocyte peut donc déjà contribuer à l'édification d'une trame de cellules conjonctives.

Mais la fibre conjonctive ? Etait-elle une formation distincte *à côté* de la cellule conjonctive, ou *naissait-elle* de cette cellule ?

Là encore les avis étaient partagés.

L'autorité de Ranvier s'attachait au développement intercellulaire des fibres qui devaient être considérées comme indépendantes de la cellule.

Boll affirmait au contraire que la fibre n'est qu'un prolongement protoplasmique de la cellule.

De 1890 à 1903, la question a été résolue dans

le sens de Boll grâce aux travaux de Flemming, Hansen, Moll, Studnicka, Renaut, Retterer, Laguesse, Zachariadès. La fibre conjonctive est un produit de la cellule. Tout récemment Meves arrive aux mêmes conclusions.

Depuis 1900, Dominici et Durante ont multiplié séparément les précisions sur la question. Non seulement le leucocyte peut se métamorphoser en cellule conjonctive, non seulement le lymphocyte doit s'appeler cellule lympho-conjonctive, mais encore la *régression* et *l'alternance* sont possibles : la cellule conjonctive fixe peut se mobiliser et devenir un leucocyte circulant. Avec Dominici et Durante c'est *l'unification du système conjonctif*, leucocytes, plasmazelle, tissu conjonctif, vaisseaux, muscles, cartilage et os.

Nous sommes arrivés ainsi à concilier les deux conceptions si opposées de Virchow et de Conheim. La construction fibro-conjonctive peut se faire à l'aide de matériaux qui semblaient autrefois bien disparates, soit par prolifération du tissu conjonctif avoisinant, soit par l'apport de leucocytes du sang. Actuellement, surtout en France à la suite de Cornil et de Ranvier, c'est l'édification d'origine conjonctive qui a le plus de faveur.

Cette participation du tissu conjonctif est d'ailleurs indéniable : on voit la prolifération des cellules, on constate leurs kariokynèses.

Le rôle histopoïétique du leucocyte a été négligé surtout parce que dans l'étude des bourgeons charnus septiques la présence de polynucléaires semblait plutôt fâcheuse à cause de la crainte d'une évolution purulente. Dans le bourgeon charnu aseptique, au contraire, le nombre des petites *cellules rondes* est tel que je ne pense pas que le tissu conjonctif soit seul à produire toutes ces *cellules embryonnaires.* Au lieu de dire *multiplication* de cellules rondes, je préfère le terme de : *augmentation* de leur nombre. Je crois que beaucoup sont venues du sang par diapédèse. Ce sont des lymphocytes qui vont se fixer et se métamorphoser en tissu conjonctif.

Lorsqu'on soigne une lésion tuberculeuse (1) par l'injection de liquide « modificateur » comme le sulfate de zinc, l'effet sclérosant se fait attendre plusieurs semaines. Auparavant il s'est produit une augmentation du nombre des cellules rondes. Comme ces cellules infiltrent du

(1) Dans toute tuberculose, la thérapeutique doit chercher à provoquer la transformation fibreuse de l'afflux leucocytaire en évitant son ramollissement purulent.

tissu fibreux préexistant, je ne pense pas que de tels éléments aient eu le temps de régresser pour les produire, ni qu'elles puissent provenir en totalité de la multiplication du tissu cellulo-conjonctif avoisinant.

L'idée d'apport leucocytaire par diapédèse me semble plus satisfaisante. Le résultat favorable de l'injection est dû surtout à ce qu'elle a produit un afflux lymphocytaire scléropoïétique. Ce pouvoir scléropoïétique du leucocyte, je l'ai mis en évidence d'une façon exclusive indiscutable dans l'étude des flux leucocytaires des leucopathies (1). Il suffit de faire à des chiens des injections intraveineuses faibles et progressives d'acide chromique, ou bien de reproduire cette expérience si simple qui réussit toujours : injecter à un chien de taille moyenne, 100 à 120 grammes de blanc d'œuf aseptique, répartis en 5 ou 6 piqûres sous la peau du ventre. En sacrifiant l'animal le lendemain, on constate d'énormes flux leucocytaires en divers exutoires tels que le rein, l'intestin, les bronches et les voies biliaires. Au foie, les espaces portes sont distendus par l'afflux de leucocytes. Au rein, les tubuli contorti sont écartés par une nappe leucocy-

(1) E. Feuillié, Leucopathies. Métastases. *Thèse Paris*. 1909.

taire donnant par places l'aspect de véritables gommes.

Lorsqu'on attend plus longtemps pour sacrifier l'animal, on assiste à la transformation fibro-conjonctive des nappes lymphocytaires.

C'est la seule façon, d'ailleurs, d'expliquer les scléroses intertubulaires qui peuvent se produire si rapidement au cours de l'albuminurie post-scarlatineuse. L'affection dite *néphrite* scarlatineuse de la convalescence n'a pas le rein comme *primum movens*. L'orage se passe dans l'état général : le flux leucocytaire vers l'égout rénal n'est qu'un symptôme leucopathique de la dyscrasie.

En vain invoquerait-on pour les espaces portes une réaction du tissu conjonctif local. En vain pourrait-on dire que du tissu conjonctif capsulaire s'est insinué par prolifération entre les tubuli contorti.

C'est en quelques heures que s'est fait l'énorme afflux leucocytaire. Les jours suivants, on a pu suivre la formation du tissu scléreux aux dépens des lymphocytes. Bien plus, on a créé en peu de jours, *exclusivement par scléropoïèse leuco-cytaire,* une masse considérable de tissu fibro-conjonctif entre les tubuli contorti, là où l'on peut dire que normalement il n'en existe pas de néoformateur.

Le pouvoir scléropoïétique du leucocyte ainsi établi est donc à opposer à la dégénérescence purulente graisseuse.

J'ai montré d'autre part que le leucocyte peut subir une dégénérescence protéo-lipoïdique (*lécithineuse*) se manifestant par la formation de grains brillants qui donnent *la croix de polarisation*. C'est avec Mulon que j'ai constaté pour la première fois leur présence dans les cylindres urinaires dits graisseux (1). Nous avons pu suivre leur formation dans le protoplasma leucocytaire. J'ai fait, depuis, la même constatation dans le pus, dans les crachats, dans les muco-membranes de l'intestin, dans le méconium et dans les croûtes cutanées de dermatoses variées (2). La dégénérescence lécithineuse est donc un processus très répandu. Je l'ai constatée dans des tissus œdématiés. Or chaque grain lécithineux, d'abord très petit, se gonfle considérablement par absorption d'une quantité relativement énorme d'eau salée. Il est facile d'en obtenir des

(1) Mulon et Feuillié, Soc. de biologie, 19 décembre 1908.
(2) Cette constatation m'amène à l'unification histo-physico-chimique de certains groupes dermatologiques.

sphères de 10 à 20 μ de diamètre par dégénérescence de sang *in vitro.* Ce phénomène représente, pour moi, un type d'*œdème élémentaire.*

Cet œdème est l'intermédiaire cyto-pathologique entre l'afflux leucocytaire nodulaire (1) et la scléropoïèse, d'une part, et la dégénérescence purulente graisseuse, d'autre part. Dans certaines circonstances, ces évolutions différentes peuvent s'associer en des combinaisons variables de tissus pathologiques tels que : pus et œdème, œdème scléreux, myxœdème, éléphantiasis, phlegmon chronique.

Ce sont toutes ces raisons qui me font accorder au dynamisme scléropoïétique du leucocyte, une part considérable dans les réparations fibroconjonctives.

(1) J'oppose mon phénomène du nodule remplaçant l'œdème, à l'escharrification locale du phénomène d'Arthus.

RÉPARATIONS OSSEUSES

Si nous passons maintenant aux réparations osseuses, des conclusions du même genre semblent, au premier abord, découler aisément des connaissances que nous avons accumulées au sujet de la cellule cartilagineuse et de la cellule osseuse.

Déjà Reichert plaçait le cartilage et l'os dans son groupe des tissus de substance conjonctive.

Le cartilage et l'os ne sont qu'une métamorphose du tissu conjonctif. Le fait est si bien établi que Roux pose les règles d'histomécanique et d'organomécanique qui orientent l'évolution vers la chondrification ou l'ossification. Le chondroblaste et l'ostéoblaste ne sont donc pas autre chose que des cellules conjonctives différenciées.

Voyons ce qui en résulte pour l'ossification de membrane, l'ossification de périoste et l'ossification de moelle. L'ossification des os de membrane et l'ossification périostée résultent évidemment d'une métamorphose conjonctive (on sait que le périchondre prépériostique *appose* de l'os sur le cartilage). C'est la même transformation qui explique l'apparition de cartilage et d'os vrai dans des tissus qui n'en comportent pas au préalable, comme le muscle, le péricarde, la peau, le poumon, ou dans certaines néoplasies.

Pour l'ossification enchondrale, le processus paraît le même. Si Retterer a raison, l'ostéoblaste enchondral provient de la multiplication des cellules cartilagineuses. Pour la majorité des auteurs, l'ostéoblaste est une cellule conjonctive qui arrive au moment où s'effondrent l'un dans l'autre, en un couloir, les chondroplastes sériés longitudinalement.

Pour Kölliker et Gaczander, ce sont des leucocytes qui se transforment en ostéoblastes : donc, même s'il n'y a pas vascularisation, l'ossification est possible puisque les leucocytes peuvent venir par diapédèse.

Quelle que soit la conception admise, l'unification d'origine de l'ostéoblaste s'impose. Elle découlait déjà des travaux de Haller, Bichat, Ollier, Ranvier, Cornil. Les notions actuelles sur le système leuco-conjonctif venant s'ajouter aux observations de Kölliker et Caczander nous permettent d'envisager dès à présent la possibilité de l'intervention du leucocyte dans l'ostéopoïèse, au moins chez l'adulte.

Nos connaissances sur la moelle osseuse *pourraient* ne pas compliquer cette thèse générale puisque le « tissu myéloïde » est fatalement d'origine mésenchymateuse.

Et cependant, le chirurgien qui attend la réparation d'une fracture n'est dirigé par aucune notion fondamentale précise : ses interventions sont guidées, il est vrai, par l'expérience acquise à la suite d'innombrables observations : des faits épars sont bien établis : mais rien de théorique ne vient dire ce qui pourrait favoriser et hâter le travail de consolidation. L'idée d'ensemble est voilée par le nuage de mystère qui persiste autour de la moelle osseuse. Les histologistes les plus récents, grâce au prestige très mérité d'ailleurs de leurs techniques perfectionnées, ont conduit la théorie de l'ossification médullaire dans une *impasse dualiste* très embrouillée qui est la négation à l'origine de toute possibilité de déductions directrices pratiques.

Je m'explique : au point de vue de l'hématopoïèse, Virchow considérait (1) que tout dérive du lymphocyte. Cette conception s'appelle *l'Unicisme*. Seul, l'unicisme pourrait donner la clarté nécessaire à l'étude pratique de l'ossification médullaire.

Au contraire, Ehrlich, grâce à des procédés nouveaux de coloration, sépare d'une façon absolue les *cellules-souches* des *cellules* lymphoïdes sans granulations protoplasmiques ayant leur origine dans les *organes* lymphoïdes, d'avec les *cellules-souches* des *cellules* myéloïdes avec granulations protoplasmiques naissant dans *l'organe* moelle osseuse. Voilà un *dualisme* complet : dualisme de cellules-souches, dualisme de séries cellulaires et dualisme d'organes.

Pappenheim cherche à « concilier » l'unicisme de Virchow et le dualisme d'Ehrlich : mais son « unicisme conciliateur » n'est en pratique que du dualisme. En effet : Pappenheim touche d'abord à la cellule-souche leucocytaire dont il reporte à quelques jours plus tard la différenciation chez l'embryon : en premier lieu, il sépare la série des globules rouges qui le gênent : il lui reste une cellule-souche secondaire, le lympho-

(1) Il est à remarquer que Virchow n'était pas troublé par la complexité des techniques.

myéloblaste, qui se différencie un peu plus tard en donnant deux séries cellulaires complètement distinctes : lymphoïde et myéloïde. Cependant, le lymphomyéloblaste peut se répartir dans les deux genres d'organes hématopoïétiqucs, si bien que le tissu lymphoïde peut donner la série cellulaire myéloïde, et la moelle osseuse créer la série lymphoïde. En résumé, Pappenheim a un dualisme primaire érythro-leucocytaire, qui sépare la série des globules rouges de la cellule-souche de tous les leucocytes, le lymphomyéloblaste. A cet élément, il attribue à propos des organes une indifférence de spécialisation qui amènerait à l'unicisme leucocytaire seul s'il lui restait fidèle pour les séries cellulaires, mais qu'il renie dans la pratique : ses hypothèses jettent sur la question de l'hématopoïèse une obscurité fâcheuse dans laquelle semble luire infiniment plus d'unicisme qu'il n'y en a vraiment : ses artifices tendent vers l'unicisme des organes qu'il cherche à expliquer, mais au sujet des séries cellulaires intéressantes pour les déductions pratiques que nous cherchons, Pappenheim n'aboutit qu'à un véritable *trialisme* déconcertant.

Plus récemment, Dominici, Weidcnreich,

Maximow veulent perfectionner l'unicisme : ils s'efforcent de prouver que les granulations protoplasmiques ne peuvent différencier les séries lymphoïde et myéloïde. Dominici démontre que le lymphocyte peut non seulement charger son protoplasma de granulations acidophiles, mais encore se transformer en polynucléaire neutrophile. Comme Pappenheim, Dominici est uniciste pour les organes : c'est-à-dire que le tissu lymphoïde peut devenir myélogène, et la moelle osseuse lymphogène : ces organes différents renferment tout à la fois du tissu lymphoïde et du tissu myéloïde.

On pourrait donc croire que Dominici est uniciste à la fois pour les organes et pour les séries cellulaires, puisqu'il opère la transformation du lymphocyte en élément granuleux. Cependant, envers et contre tout, même contre ce qu'il y a de plus important dans ses travaux, dédaignant son unicisme cellulaire qu'il n'applique qu'à des exceptions curieuses, Dominici reste dualiste pour les cellules souches et pour les séries cellulaires. Pour lui, le tissu myéloïde serait réparti non seulement dans la moelle osseuse et le tissu lymphoïde, mais encore dans tout l'organisme : il y resterait à l'état latent avec possibilité de réveil : c'est ce qui expliquerait d'une façon très commode ces « retours à l'état embryonnaire » qui donnent des cellules de la série myéloïde aussi bien dans la rate et les ganglions que dans le tissu conjonctif lui-même. La cellule de Flemming (lymphoblaste) est complètement différente du myéloblaste à protoplasma basophile : si ces deux cellules nous paraissent identiques, c'est que « les moyens nous manquent pour distinguer leur race ».

Donc, malgré son unicisme pour les organes, qui est du même genre que celui de Pappenheim, bien qu'il le généralise à tout l'organisme en spécifiant qu'il y a prévalence de la cellule souche sur l'organe, Dominici reporte l'origine de son dualisme clair et sans artifices, mais formel pour la cellule-souche, à la période embryonnaire où commence le dualisme primaire érythro-leuco-cytaire de Pappenheim. La veille de ce jour-là c'était pour tous deux l'unicisme. Mais en remontant vers le stade blastula, Ehrlich a fatalement aussi sa période d'unicisme. La seule différence dans ces trois dualismes, c'est que celui de Pappenheim et de Dominici ne commence que quelques jours plus tard. Pendant ce court intervalle de la vie de l'embryon, la cellule souche primordiale aurait le temps de se disséminer dans tout l'organisme et de réaliser pour plus tard l'unicisme d'organes. Mais au point de vue des séries cellulaires, le dualisme de Dominici est aussi absolu que celui d'Ehrlich lui-même.

Il n'y a donc pas lieu de dire qu'il existe actuellement un unicisme bâti avec du dualisme. En disséquant comme nous venons de le faire le parallèle des théories, en raisonnant à part sur les trois variétés de dualisme, dualisme de cellules souches, dualisme de séries cellulaires et dualisme d'organes, on comprend que le paradoxe n'est qu'apparent.

Nous retiendrons seulement de cette longue mise au point que chez l'adulte tout au moins, un dualisme formel est actuellement admis partout pour les séries cellulaires et nous empêche d'arriver à une conception claire de l'ossification médullaire.

Malgré un besoin d'unicisme que l'on sent percer en maintes circonstances, l'accumulation d'expériences nouvelles ne fait qu'apporter au dualisme des étais de plus en plus robustes d'apparence.

Cependant, par une critique serrée de chacun des arguments dont le bloc fait le dualisme actuel nous allons arriver à l'*Unicisme intégral*.

Mais dans une telle discussion, il faut éliminer du langage les mots ambigus, relater simplement les faits avant de bâtir une théorie, remplacer les définitions historiques par une simple description cytographique, et surtout se mettre à l'abri de la possibilité d'interprétations tendancieuses.

De plus, quand on fait intervenir l'expérimentation, il faut que ce soit dans un but bien précis et avec les moyens les plus simples et aussi les mieux déterminés.

C'est pourquoi je mettrai immédiatement à part l'expérience fondamentale de Dominici dans son étude des « réactions de la moelle osseuse sous l'influence des saignées ».

Dominici retire à des lapins, en une quinzaine de jours, une quantité de sang égale au dixième de leur poids. Or un lapin normal possède comme quantité de sang, le vingtième de son poids environ. Il a donc été retiré en quinze jours le double du poids du sang total.

Il est logique de penser qu'après de telles hémorragies, le lapin va chercher à reconstituer son sang.

Mais bien que l'étude de la saignée ne soit

encore qu'ébauchée, malgré l'accumulation de nombreux documents bien établis, il est permis de dire que des soustractions de sang aussi copieuses et répétées sont tellement nuisibles pour l'organisme et pour le sang restant, que la manifestation rénovatrice peut-être masquée par les effets des moyens auto-toxiques mis en œuvre, et que les résultats constatés dans la moelle osseuse ou ailleurs peuvent être dus à une tout autre cause. Nous avons seulement le droit de dire : la saignée a produit telles modifications histographiques : mais rien de plus.

J'élimine donc complètement cette expérience de Dominici parce que c'est elle qui est le clou de l'œuvre, parce que c'est elle qui donne tout son éclat au semblant de lumière que ces travaux paraissent déverser *sur la cause* des « réactions médullaires » et sur l'hématopoïèse en entier. Les déductions tendancieuses qui en découlent tout naturellement sont très excusables, il est vrai : elles sont imposées par les théories admises, car il est un élément capital, aux exigences impérieuses duquel les hématologistes doivent se plier : c'est le globule rouge à noyau.

A la suite de recherches sur la variole, les leucémies et les leucopathies, j'étais arrivé à l'uni-cisme même chez l'adulte, au point de vue leu-cocytaire. Mais quand je voulais présenter une coupe de moelle osseuse ou des lames de sang de leucémie myélogène et de variole comme des champs de perévolution uniciste avec métamor-phoses s'acheminant lentement mais progressi-vement vers la dégénérescence, la présence de globules rouges à noyau semblait faire un con-traste éclatant et brutal de jeune vitalité (1).

Il ne restait que ce pivot à l'histoire dualiste de l'hématopoïèse, mais en lui résidait un dogme intangible.

Or, cet élément, normoblaste, microblaste ou mégaloblaste, en le prenant depuis son appari-tion à l'état d'hématie secondaire de Jolly, en le suivant dans le foie et le sang du fœtus, et l'accompagnant chez l'adulte, je démontre qu'il n'est qu'une globule secondaire d'une façon absolue, que ce n'est pas lui qui apparaît en première date dans l'érythropoïèse, et qu'il n'est qu'une forme de perévolution uniciste (2).

(1) E. Feuillié, Hématies nucléées et moelle osseuse. Soc. de Biologie, 16 nov. 1912.

(2) Je ne peux donner ici qu'un aperçu très rapide de mes arguments.

Je reprends la seconde expérience de Dominici : l'intoxication du lapin par injection intraveineuse de cultures de bacille d'Eberth : mais au lieu de laisser vivre l'animal, je l'assomme rapidement après l'injection et lui lie le cou ainsi que le pédicule cardiaque. Le cadavre est, de suite, abandonné à l'étuve à 37° pour maintenir la température favorable à l'action des ferments. Dans ces conditions, il se produit en quelques heures, dans le sang immobilisé, un très grand nombre de globules rouges à noyau : une « poussée » aussi dense que si l'animal avait survécu.

J'ai précisé l'histologie fine de cette apparition.

Je dois dire d'abord que ce qui prime tout, à mon avis, dans l'étude du globule rouge à noyau de la moelle osseuse ou du sang du fœtus et de l'adulte, c'est la situation du noyau, constamment dans le corps vitré de la cupule (corps vitré signalé par Retterer et retrouvé par Schilling Torgau : non seulement j'admets sa présence dans la cupule du globule rouge, mais je colore ses gonflements successifs en forme de bonnet de clown ou de bouchon de champagne).

Par dégénérescence aseptique *in vitro* de sang

défibriné (1), j'ai vu que les hématies à noyau
se font aux dépens des hématies granuleuses qui
tassent leur substance granulo-filamenteuse
dans le corps vitré cupulaire : la formation
d'abord métachromatique devient orthochroma.
tique puis acquiert le pouvoir de prendre éner-
giquement les colorants basiques même après
fixation.

On voit apparaître en premier lieu de volumineux corps de Césaris Demel : on assiste à la
formation des « noyaux » dans le vitré cupulaire : il existe à leur périphérie une couronne
faite de la substance granulo-filamenteuse qui
a échappé à l'incorporation : c'est ainsi que se
présente toujours le « noyau » dans les hématies à noyau de la moelle osseuse. Bref, en
vingt-quatre ou trente-six heures, on réalise
in vitro tout ce qui est connu sur le globule
rouge à noyau, tous les aspects si variables
de ce « noyau » : les formes qui simulent des
karyokinèses ne sont que des amas irrégu-
liers encore mal assemblés de substance granulo-filamenteuse devenue basophile après fixation. (Je n'ai jamais vu de karyokinèse d'hématie

(1) E. Feuillié, *Pseudo-noyaux de globules rouges*. Soc. de
biologie, 24 mai 1913.

à noyau du type de l'hématie secondaire de
Jolly : je crois qu'il est impossible d'en rencon-
trer.) De plus, on assiste très aisément, *in vitro*,
à l'expulsion du noyau. On note aussi la formation de tous ces éléments énigmatiques, tels
que Zentren, randkernchen, Kernrest, Kernar-
tigen blutplättchen, plättchenkœrnen, reste nu-
cléaire de Jolly.

En résumé, chez l'adulte, les noyaux des hématies à noyau de l'expérience de Dominici ne
sont que des *pseudo-noyaux* physiologiques.
L'élément tout entier n'est que la métamorphose
d'une hématie granuleuse.

D'où viennent les hématies granuleuses ?

J'ai montré que par dégénérescence du globule rouge normal, il est facile de produire
l'état polychromatophile et l'apparition d'un
réticulum granulo-filamenteux. Mais des recherches ultérieures, non encore publiées, au
sujet de l'érythropoïèse, m'ont fait apparaître
l'origine du globule rouge normal de l'adulte
aux dépens d'une cellule blanche de la série
lymphoïde par un processus identique à celui
qui se passe chez le fœtus.

J'arrive, en définitive, à l'*Unicisme intégral*
aussi bien pour le globule rouge que pour tous

les éléments blancs décrits dans la série myéloïde.

La caractéristique de la moelle osseuse, aux
deux points de vue, ostéomyélite infectieuse et
hématopoïèse, est d'être une lieu de stagnation
facile due à sa faible irrigation sanguine et à sa
disposition lacunaire. Tout ce qui se passe dans
la moelle n'est que hémorragie lacunaire, diapédèse et perévolution d'éléments venus du sang.

Avec l'Unicisme intégral en hématopoïèse, l'ostéopoïèse aussi nous apparaît unifiée.

Comme étude des réparations osseuses, j'ai multiplié les deux genres d'expériences suivants.

1° Fourrager dans toute la longueur du fémur de vieux chiens avec une tige souple d'aluminium : asepsie maintenue après l'intervention par la pose d'un appareil plâtré.

2° Fractures fermées du fémur de lapins, en abandonnant ensuite l'animal sans aucune précaution d'immobilisation.

Grâce au premier genre d'expériences j'ai pu retrouver les faits d'ossification médullaire bien connus d'Ollier lui-même et longuement étudiés ensuite par Cornil et Coudray.

Sans nier, chez l'adulte, la participation possible de la multiplication d'éléments du périoste ou de la moelle, j'en suis arrivé à penser que la diapédèse lymphocytaire joue un rôle primordial pour créer les ostéoblastes, surtout quand il s'agit d'un vieux périoste ou d'une moelle graisseuse. Cette conception s'étend d'elle-même à la réparation des os de membrane.

Quand je fourrage dans une moelle jaune après avoir soigneusement écarté le périoste à la rugine, un bouchon d'os vrai se fait en quelques jours : auparavant il n'y avait que de la graisse. Quel a été mon mode d'action? J'ai provoqué dans la moelle une vaste hémorragie qui vient sourdre à l'orifice de trépanation : une diapédèse lymphocytaire a suivi. En comprenant sous le mot « sang » l'hémorragie primaire et les lymphocytes venus du sang, je peux dire en forçant l'expression : *j'ai fait de l'os avec du sang*.

Le processus est du même genre au niveau des fractures fermées de mes lapins abandonnés sans immobilisation. Les extrémités osseuses chevauchent : il se produit une hémorragie abondante donnant un aspect globuleux à toute la région.

J'ai sacrifié des animaux à des distances variables du jour de la fracture : les coupes les plus instructives sont du neuvième ou dixième jour. L'hémorragie en voie de résorption est envahie dans toute sa périphérie par du tissu conjonctif néoformé. Tantôt, le tissu jeune applique ses cellules longitudinalement en plusieurs rangées parallèles à la circonférence de l'hémorragie, comme pour en dessiner fortement le contour, tantôt les cellules les plus proches de l'hématome se serrent côte à côte en une sorte de palissade perpendiculaire qui s'oriente vers le centre dans le sens des rayons. Les portions les plus intéressantes sont celles où l'envahissement de la périphérie de l'hémorragie se fait par des points de tissu très lâche. Les mailles en sont si larges que 10 à 20 des globules rouges bien conservés peuvent y tenir de front : sur une grande épaisseur, on dirait de vastes lacs sanguins ayant distendu les mailles d'une trame relativement insignifiante de cellules fixes anastomosées au loin par leurs prolongements protoplasmiques.

Cette aire néo-conjonctive de la périphérie de l'hématome est riche en cellules embryonnaires. On pourrait dire que c'est là le type décrit par Cornil de prolifération conjonctive exclusive : des karyokinèses sont superbes dans des cellules fixes ; des macrophages renferment jusqu'à 5 à 8 globules rouges ; des vaisseaux néoformés existent en abondance.

Cependant, en contrôlant avec quelques coupes en série, on vérifie que c'est bien dans tous les plans que les mailles sont aussi lâches. Il a donc fallu qu'une cellule embryonnaire se mobilisât vraiment pour avancer en pointe dans l'hémorragie et venir se fixer à 80 µ de distance puisqu'il n'y a dans l'intervalle qu'un mince filet protoplasmique. Le fait de mobilisation du produit d'une cellule fixe a été démontré par Dominici. Mais la vitesse de déplacement exigée par l'extrême rapidité du processus lui-même implique, pour de si grandes distances, et sans autre appui que la fibrine, l'intervention de la mobilité propre de lymphocytes venus du sang par les vaisseaux néoformés. L'intense macrophagie est le témoin de la facilité locale de diapédèse, car même si l'on fait dériver sur place le macrophage de la cellule conjonctive, il faut bien admettre (1) au moins l'exode diapédétique, puisque le foyer en entier diminue de volume tout en créant un tissu nouveau. D'ailleurs, en se rapprochant légèrement du côté du centre, en pleine hémorragie, on retrouve des cellules embryonnaires identiques : ce sont des lymphocytes isolés que l'on voit augmenter de volume,

(1) En plus de la cytolyse et de la résorption du liquide.

entrer en karyokinèses, prendre une forme allongée du genre cellule fixe, et malgré de larges tourbillons de fibrine qui les séparent, tendre leur prolongement protoplasmique à la rencontre du jeune tissu lâche qui vient de la périphérie. J'attache une importance considérable à la diapédèse lymphocytaire pour l'édification du jeune tissu conjonctif de plus en plus riche en cellules, dans lequel commencera quelques jours plus tard la chondrification.

D'après ces constatations, les trois genres d'ossification se ramènent à une même ossification conjonctive.

Le phénomène de début est l'organisation lympho-conjonctive d'une hémorragie. Je m'empresse de dire qu'une hémorragie trop abondante doit nuire au processus d'ossification : les cliniciens l'ont remarqué depuis longtemps ; MM. Tuffier, Castex et Gourewitch, en particulier, ont insisté sur ce fait. Mais l'hématome et l'afflux leucocytaire donnent une explication de la participation de toute la région au processus d'ossification : on a même prétendu, déjà, que l'hémorragie sert à « disséminer les ostéoblastes ». Le cal primaire volumineux garde la forme contractée de l'hémorragie des premiers jours.

3.

Si l'on admet l'importance ostéopoïétique de l'afflux leucocytaire, en se souvenant en même temps que le même leucocyte peut produire l'ostéite raréfiante, et en s'aidant des préceptes de du Hamel et de Roux sur l'histomécanogénèse, il est facile d'entrevoir l'explication possible de certains faits bien établis en clinique mais dont beaucoup semblaient incompréhensibles ou paradoxaux.

1° Production d'un cal fibreux ou ostéofibreux au lieu du cal osseux escompté ; 2° Insuffisance de consolidation ; pseudarthrose ; 3° Cals exubérants, végétants ; 5° Influence de l'avivement, bien que l'os soit incapable de se réparer lui-même ; 6° Rôle des esquilles suintantes ; 7° Ossification avec ou sans intermédiaire de cartilage ; 8° Ostéomes ayant pour seule cause une hémorragie ou un corps étranger ; 9° Influence favorable des frottements et des petits mouvements quand l'ostéosynthèse n'est pas obligatoire ;

10° Influence favorable sur la réparation osseuse elle-même de la traction continue, du massage et des appareils de marche quand une réduction suffisante le permet ; 11° Cal exubérant ou retard de consolidation à la suite d'ostéosynthèses trop parfaitement exécutées, là où le périoste et la moelle auraient dû travailler avec un rendement idéal ; 12° Réparations désordonnées de fractures pathologiques ; 13° Intrication des phénomènes d'ostéite raréfiante et hypertrophiante.

INCITATION HISTOPOIÉTIQUE DU LEUCOCYTE

Avec la conception histopoïétique du leucocyte il est nécessaire d'ajouter aux explications d'histomécanogénèse de du Hamel et de Roux.

Le lymphocyte diapédésé est un élément primitivement indifférent qui va s'orienter, par exemple, vers la métamorphose ostéoblastique. Quelles peuvent être les raisons de sa spécialisation ?

J'imagine deux sortes d'hypothèses.

N'est-il pas possible tout d'abord d'étendre au leucocyte la notion d'individualité reconnue par certains auteurs à des microbes qui ne mettent certainement pas en jeu des moyens supérieurs. Ne voit-on pas souvent le leucocyte accourir aux points menacés et livrer bataille après avoir institué en quelques heures la fabrication d'anticorps d'une chimie qui dépasse le maximum de nos connaissances !

Sans aller jusqu'à la conception d'être intelligent, il serait admissible que la cellule lymphatique, par ses perfectionnements successifs au cours des centaines de milliers de siècles de l'évolution phylogénique, ait acquis la faculté d'adaptation. On pourrait dire du leucocyte, à la manière de Le Dantec pour l'homme : par influence ancestrale, la cellule lymphatique est arrivée à un déterminisme propre : ses patrimoines héréditaires successifs l'ont amenée au finalisme (1) leucocytaire actuel.

On peut au contraire, nier tout déterminisme au leucocyte, et supposer que cet élément indifférent est une cellule passive, mais constamment influencée par le système nerveux : sa spécialisation lui serait dictée à chaque instant par des différences infiniment variables dans

---

1. Je ne fais nullement allusion à la théorie d'ordre providentiel des causes finales.

la fréquence ou la longueur d'onde de l'influx nerveux.

Peut-être ces deux hypothèses sont-elles conciliables en accordant une part à chacune d'elles. On connaît déjà l'influence des lésions du système nerveux central et des sections de nerfs périphériques sur les troubles de l'ossification. De plus, je poursuis l'étude des excitations ou lésions de nerfs sur les flux leucocytaires et les diverses manifestations leucopathiques.

Mais quelle que soit l'hypothèse admise, il faut au leucocyte diapédésé un *incitateur à la spécialisation*. L'incitation est directe *in situ* en cas de finalisme leucocytaire : elle est indirecte et réflexe *in situ*, si l'on admet le leucocyte passif soumis aux impressions locales du système nerveux.

De toutes façons l'incitation est *locale.* En cas de fracture osseuse, par exemple, il ne s'agit pas comme en botanique de cet « état d'affolement » de plantes mutilées, mais d'un processus méthodiquement ordonné.

En considérant l'homme tout entier, on est conduit à admettre un finalisme actuel ostéopoïétique : à la suite d'une fracture, l'organisme a besoin *in situ* de refaire de l'os. L'incitation réside dans *le lieu* où le finalisme humain réclame de l'os, dans les *extrémités osseuses à vif* et dans le *périoste jeune*, dont le finalisme actuel est ostéopoïétique. L'incitation peut être portée au loin par des *greffes* variables, par exemple : mais elle peut-être insuffisante ou bien annihilée par la prédominance d'autres incitations (écartement trop accentué des fragments de la fracture permettant des interpositions ou laissant place aux seules incitations de résorption et de scléropoièse). L'histomécagénèse jointe à la stagnation leucocytaire comme celle d'hématomes, expliquerait les ostéopoïèses aberrantes.

PRÉCEPTES THÉORIQUES DE THÉRAPEUTIQUE

D'après ce qui précède, nous pouvons donc classer en deux catégories les conditions qui président aux réparations fibro-conjonctives et osseuses.

1° *Le Matériel ;* 2° *L'incitation histopoïétique*.

En considérant d'abord la question matériel, nous avons montré l'importance de l'afflux leucocytaire.

Indépendamment de toute intervention, l'hémorragie d'une fracture ou d'une lésion tissulaire quelconque semble avoir une notable importance pour l'éveil du travail réparateur : certains auteurs prétendent que c'est la fibrine qui joue le principal rôle.

Quant aux moyens destinés à aider la scléropoïèse ou l'ostéopoïèse, je pense qu'ils ont comme principal effet d'accroître la diapédèse lymphocytaire : ils peuvent donc être téoriquement les mêmes pour ces deux genres d'histopoïèse : il n'y a que l'incitateur qui change.

Pour accélérer les réparations fibro-conjonctives et osseuses, l'expérience a déjà conduit à une série de procédés « favorisants » identiques dans les deux cas : l'irritation locale, le frottement, la percussion, le massage, la congestion active ou passive; des injections locales de sels de zinc, de teinture d'iode, d'acide osmique. Bier injecte même du sang dans les foyers de fractures et note récemment sept succès dans dix cas de retard de consolidation. Je crois que les heureux effets constatés après ces différentes interventions sont dus surtout à la diapédèse suractive qu'elles provoquent. Il serait facile d'imaginer d'autres produits à injecter.

Mais il faut aussi que le matériel leucocytaire

soit de *qualité* convenable. Les polynucléaires
dégénérés mettent en liberté des ferments pro-
téolytiques qui entravent l'édification. On con-
çoit de plus que les états leucopathiques du sang
puissent avoir une influence néfaste. C'est alors
à la *consolidation* cytologique générale qu'on
doit s'adresser, à l'aide de l'arsenic et des toni-
ques bien connus, sans omettre les préparations
de phosphore, de chaux, de magnésie, de fluor
qui sont les éléments constituants de la calcifi-
cation.

Il faudra parfois aussi opérer une véritable
rénovation des leucocytes ou agir par *activation*
sur leur dynamisme général. Dans mon traitement des leucopathies, je réalise la rénovation
leucocytaire surtout par le traitement mercuriel
dont j'ai montré l'action parallèle à celle du cau-
tère, du séton, ou de l'abcès de fixation. (La
syphilis ne représente, pour moi, que l'infime
minorité des cas qui peuvent être améliorés,
transformés ou guéris par le traitement mercuriel dont je ne veux pas discuter ici l'action spé-
cifique possible.)

Pour l'activation du dynamisme général leucocytaire des leucopathes, j'ai recours à l'opothérapie, dont l'un des modes d'actions est

leucothérapique. Par déduction théorique je conseille donc cette médication dans les retards de réparations histopoïétiques. On y était arrivé par l'expérience pratique (thyroïde, parathyroïde, surrénales, dans les retards de consolidation osseuse ou dans des ostéopathies).

J'ajouterai qu'il y aurait avantage à combiner les trois thérapeutiques : de consolidation, de rénovation et d'activation leucocytaires. C'est ainsi qu'avec des préparations variables renfermant à la fois du mercure, de l'arsenic et du corps thyroïde, j'obtiens le plus souvent d'une façon surprenante, en une dizaine de jours, la réparation conjonctive avec arrêt des poussées de furoncles ou d'acnés, et de lésions cutanées par flux leucopathiques comme l'eczéma, sans intervenir sur la peau elle-même (1). Dans la variole, l'action du xylol me paraît du même genre : les trous de « grêle » sont remplacés par une papule conjonctive : d'ailleurs j'ai séché en quelques jours des varioles pustuleuses à l'aide d'un traitement mercuriel énergique.

J'emploie le benzol (utilisé dans les leucémies),

(1) Souvent, comme dans les cures hydrominérales bien conduites, on remarque au début une exagération des symptômes, qui se calme vers le cinquième ou sixième jour.

le xylol et le toluol pour faire résorber les gangues conjonctives de périadénite. Je me sers aussi de ces produits comme suppléants du mercure pour certaines rénovations leucocytaires : j'y adjoins presque toujours une préparation opothérapique variable, sauf l'opothérapie médullaire.

Au point de vue de la quantité et de la qualité du matériel leucocytaire, les indications générales sont donc les mêmes pour la scléropoïèse et l'ostéopoïèse.

Comme considérations thérapeutiques théoriques ayant trait à l'incitateur histopoïétique, nous n'aurons plus en vue que la réparation osseuse.

Parmi les conditions spontanées ou favorisantes qu'une longue expérience a montrées aidant l'ostéopoïèse, nous pouvons faire une classe à part de celles qui nous semblent s'adresser plus spécialement à l'incitation ostéopoïétique : ce sont :

1° la diminution de l'écartement des extrémités osseuses ; 2° la suppression des interpositions ; 3° le choix de la substance de la pièce intermédiaire dans l'ostéosynthèse à distance ; 4° le choix de la substance de la pièce prothétique ; 5° le choix des greffes ; 6° la possibilité de conserver et de réimplanter certaines esquilles libres ; 7° la conservation de particules de tissu spongieux écroulé avec la moelle (l'action de chaque fragment pouvant être comparée, bien que de très loin, à celle d'un cristal qui tombe dans une solution saline à l'état de sursaturation) ; 8° l'addition de poudre dos ; 9° la mécanogénèse influant sur des leucocytes en stagnation.

Beaucoup de ces conditions « favorisantes » peuvent être considérées comme ayant une action mixte : non seulement elles sont des incitateurs ostéopoïétiques, mais elles rentrent pour une part dans notre première catégorie qui comprend les moyens d'exaltation de l'apport leucocytaire : inversement, certains procédés rangés dans cette première catégorie peuvent donner dans la seconde une des explications des bons résultats constatés.

Comme ayant une action mixte, nous rangerons surtout : 1° le frottement, la percussion, la pression, les mouvements légers, les actions histomécanogénétiques ; 2° L'avivement des extrémités osseuses ; 3° La conservation d'esquilles suintantes ; 4° la dissémination des cellules médullaires, quand il en reste ayant une vitalité suffisante : certaines ont peut-être déjà subi un début de métamorphose orientée vers l'ostéoblaste.

Je termine cette classification en faisant remarquer que le massage, dont l'importance est capitale pour la fonction ultérieure du membre, en évitant l'atrophie musculaire et l'ankylose, me semble agir sur l'ossification elle-même, non seulement en faisant résorber les exsudats en excès, mais encore en facilitant la diapédèse (on sait d'ailleurs que le massage peut faire proliférer un cal).

Les mêmes considérations s'appliquent aux appareils de marche : non pas ceux avec lesquels le malade marche comme un amputé, mais ceux qui, à la façon de Delbet, mettent légèrement en jeu les muscles de la région fracturée.

J'imagine que dans bien des cas, même après ostéosynthèse, il y aurait intérêt à répéter au voisinage de la fracture des séances de frémissement musculaire léger à l'aide de courants électriques oscillatoires.

LE POLYDYNAMISME HISTOPOIÉTIQUE
DU LEUCOCYTE

Cette étude sur le dynamisme scléropoïétique, chondropoïétique et ostéopoïétique avec édification possible de tissus pathologiques variés, n'est qu'une première partie d'une étude d'ensemble sur le polydynamisme histopoïétique du leucocyte.

Avec mes flux leucopathiques, je peux, de plus, non seulement créer du tissu conjonctif d'origine exclusivement leucocytaire, mais encore d'énormes amas de tissus lymphoïde.

Ces expériences m'ont fait aborder le lymphadénome, et la contribution de l'apport leucocytaire dans l'édification des tumeurs dites conjonctives. De plus, sans remonter aux idées de Virchow et de Conheim, puisque le début des épithéliomas est nettement délimité dans un épithélium, nous verrons par la suite les relations qui peuvent exister entre l'évolution de ces néoplasmes et l'infiltration leucocytaire.

Pour l'instant, je termine en extrayant de ces recherches supplémentaires ce qui se rapporte à l'*unicisme intégral*.

Dans le tissu lymphoïde, le follicule m'apparaît avant tout comme un poste leucocytaire disposé pour le combat contre des éléments figurés ou des toxiques dissous. La bataille principale se passe dans le centre clair. Si le tissu lymphoïde crée des lymphocytes, ce doit être surtout par amitose dans les cordons folliculaires. Son plasmode conjonctif ne m'impressionne pas : si la réviviscence de ces formations est possible, par contre leur étendue peut s'accroître par dégénérescence, et c'est ce qui arrive le plus souvent. Je ne comprends guère « qu'une hypertrophie désespérée et excessive des centres germinatifs puisse amener leur disparition en homogénéisant un ganglion ». Chez l'adulte, la vue d'un plasmode ne reporte pas forcément ma pensée au mésenchyme embryonnaire : l'interprétation qui me vient plutôt à l'esprit est celle de « fusion agonique » d'amas cellulaires (Prenant, Schimmelbusch, Deetjen, Dekhuysen). Les constatations de Soupault et Labbé s'expliquent ainsi plus clairement : de même toute la pathologie du tissu lymphoïde.

Mais pour accepter cette idée, il est indispensable aussi de ne pas rester en arrêt devant les karyokinèses des centres germinatifs. Il faut bien comprendre que karyokinèse n'implique pas toujours l'idée de jeune vitalité comme chez l'embryon. Il est facile de réaliser (par l'action destructive des rayons X en particulier) une intrication de dégénérescence évidente et de karyokinèses. Or, les mitoses des centres germinatifs voisinent avec de la macrophagie, de la perévolution cellulaire et de la dégénérescence indiscutable. L'ambiance me paraît infavorable ou nocive.

C'est si rapidement accompli, une division mitotique, que le fait d'en trouver un certain nombre dans un champ microscopique signifie, soit que leur nombre était si grand que la fixation a pû en saisir une quantité à la fois, ou bien au contraire, que les figures retrouvées sur la coupe attendaient depuis quelque temps par arrêt du processus : il s'agirait alors de karyokinèses en panne. Dans le système conjonctif et ailleurs aussi chez l'adulte, une figure mitotique doit être parfois interprétée au point de vue cinématique, comme une convulsion réactionnelle de la cellule qui lutte contre la mort menaçante.

Je crois qu'un élément qui se met en karyokinèse, peut être bien plus près de la dégénérescence que de la robuste jeunesse multiplicatrice.

Quant à sa transformation « myélogène », je considère le tissu lymphoïde uniquement comme un lieu de stagnation et de nocivité intermittente réalisant la métamorphose de lymphocytes du follicule ou d'autres éléments venus de l'organisme. La « fonction myélogène » du tissu lymphoïde ne tient en rien au dualisme de Pappenheim et de Dominici.

Dans les leucémies, ce qui domine, ce n'est pas l'hyperproduction de leucocytes, mais l'encombrement du sang et des tissus par suite d'une stagnation qui résulte de la diminution progressive des moyens normaux de leucolyse : le sang charrie de véritables cadavres ambulants avec toutes les formes intermédiaires de perévolution.

Ces études qui me confirment dans l'unicisme intégral, recevront ailleurs un plus grand développement. Il m'a semblé qu'il était indispensable de les esquisser ici comme vue d'ensemble, pour compléter ce que j'ai dit dans cet article au sujet de la moelle osseuse.

MAYENNE, IMPRIMERIE CHARLES COLIN

www.ingramcontent.com/pod-product-compliance
Ingram Content Group UK Ltd.
Pitfield, Milton Keynes, MK11 3LW, UK
UKHW022344120726
13694UKWH00004B/1672